[illegible] hommes de raisonnement consciencieux,

[illegible] ne veulent pas imiter, au sujet de leur santé, la stupide insouciance du vulgaire.

DÉMOLITION
DE LA VIEILLE ROUTINE MÉDICALE
[illegible] SUR LA TORTURE ET LE POISON,

ET

CRÉATION
[illegible] D'UNE

[illegible] RATIONNELLE

[illegible] LES LOIS LES PLUS IRRÉFRAGABLES DE LA PHYSIQUE ET DE LA CHIMIE

PAR

DE BONVOULOIR.

[illegible] poisons ! plus de torture médicale !

[illegible] l'hypothèse ! plus de routine !

[illegible] de Médecine [illegible] encore la loi de la [illegible] qu'elles traitent [illegible] position horizon- [illegible] le cerveau. [illegible] assez pour que [illegible]
(*V. p.* [illegible])

[illegible] les [illegible] être plus [illegible] routine actuelle.
(*V. p.* [illegible])

La torture judiciaire a disparu; la torture médicale disparaîtra, avec les poisons, le fer, le feu, qu'elle emploie d'une manière si barbare.
(*V. p.* 20.)

Les bains chauds, pris jusqu'à refroidissement graduel, ne peuvent qu'augmenter une pléthore, en ajoutant du calorique par les points où l'on devrait en retirer.
(*V. p.* 22, 23.)

Analyse et synthèse !

[illegible] et démonstrations !

[illegible] 2 FR. 50 C.

ROUEN,
[illegible] PRINCIPAUX LIBRAIRES.
1847.

Aux hommes de raisonnement consciencieux ;

A ceux qui ne veulent pas imiter, au sujet de leur santé, la stupide insouciance du vulgaire.

DÉMOLITION
DE LA VIEILLE ROUTINE MÉDICALE
BASÉE SUR LA TORTURE ET LE POISON,

ET

CRÉATION
D'UNE

MÉDECINE RATIONNELLE
BASÉE SUR LES LOIS LES PLUS IRRÉFRAGABLES DE LA PHYSIQUE ET DE LA CHIMIE

PAR

DE BONVOULOIR.

Plus de poisons ! plus de torture médicale !
Plus d'hypothèse ! plus de routine !

Les Académies de Médecine ne reconnaissent pas encore la loi de la gravitation, puisqu'elles traitent *au lit*, c.-à-d dans une position horizontale, les épanchements au cerveau. *Elles penchent le vase pour que l'eau ne coule pas* ! ! !
(*V. p* 23.)

En médecine, les innovations les plus hardies ne sauraient être plus dangereuses que la routine actuelle.
(*V. p.* 20, 24.)

La torture judiciaire a disparu; la torture médicale disparaîtra, avec les poisons, le fer, le feu, qu'elle emploie d'une manière si barbare.
(*V. p.* 20.)

Les bains chauds, pris jusqu'à refroidissement *graduel*, ne peuvent qu'augmenter une pléthore, en ajoutant du calorique par les points où l'on devrait en retirer.
(*V. p.* 22, 23.)

Analyse et Synthèse !
Théorèmes et Démonstrations !

PRIX : 2 FR. 50 C.

ROUEN.
CHEZ LES PRINCIPAUX LIBRAIRES.
1847.

PRÉAMBULE.

Εἰς τα εσχατα νοσήματα αἱ εσχαται θέραπειαι.

HIPPOCRATE.

Encore un nouveau système! vont crier ceux qui ont pour système, comme ils le disent eux-mêmes, de n'adopter aucun système, c'est-à-dire aucun ensemble de principes; car telle est la signification de ce mot, d'après son étymologie (συν, *ensemble;* ἱστήμι, *je place*).

Eh bien! oui, dirons-nous, nous avons voulu faire un ensemble des principes entrevus par les auteurs des doctrines tant anciennes que nouvelles, et les compléter par les déductions tirées de nos propres observations, qui nous ont conduit à des résultats étonnants, comme on pourra s'en convaincre en lisant les pièces justificatives.

C'est au nom des faits que nous avons produits et que nous sommes à même de reproduire à l'appui de nos raisonnements, que nous adjurons tous les hommes sérieux et consciencieux d'examiner *sans prévention* nos théories. L'expérience a prouvé, par de prodigieuses découvertes toutes récentes (*l'éthérisation, l'eau Brocchieri, etc., auxquelles personne ne voulait d'abord croire, comme c'est l'habitude pour toutes les inventions extraordinaires*); l'expérience a prouvé, disons-nous, qu'on ne doit pas rejeter sans examen sérieux un livre ou une idée quelconque, sous le prétexte que ce sont des nouveautés qui ne paraissent pas réalisables, ou que l'auteur n'en est pas connu. Il n'y a que de stupides parvenus qui s'autorisent de pareilles raisons, et ceux-là, nous les laissons sous le coup des malédictions et des sarcasmes des Boileau, des Molière, etc., qui les ont fustigés à bon droit, ces pédants ineptes, jaloux (1), dédaigneux et dédaignés, qui nient la possibilité du savoir, parce que, eux-mêmes, ils ne savent rien; ce qui ne les empêche pas de distribuer en masse les poisons, par ordonnance et sans ordonnance, à droite et à gauche, à tort et à travers. Faux savants! que nous avons vus mille fois aggraver, par les prescriptions émanées de leur ignorance, les coliques ou les maux de dents les plus faciles à calmer.

Mais ce n'est pas à ceux-là que s'adresse l'ouvrage que nous publions; nous les laissons dans leur ignorante routine et leur méprisable mauvaise foi; tant pis pour les stupides clients qui vont confier leur vie à ces mains homicides, sur la foi de la *peau d'âne* dont ils sont munis, que l'on décore du nom de diplôme.

Cet opuscule n'est point écrit non plus pour les *affamés de phrases* stériles quant au sens, mais irréprochables quant à la tournure. Ceux-là peuvent se rassasier tous les jours de verbiage, par la lecture d'ouvrages académiques en dix volumes, où l'on ne trouve pas une seule idée. La presse regorge de ces sortes de plagiats; les esprits faux n'en jeûneront donc pas.

Quant à nous, nous avons espéré que le public rechercherait l'utilité plutôt qu'une niaise élégance.

Puissions-nous ne pas nous être trompé!

(1) Voir la *Gazette des Tribunaux*, au sujet des mille cures authentiques opérées par un guérisseur de Nanterre, condamné à la prison et à l'amende. — Voir encore la condamnation révoltante subie par l'inventeur de l'eau Brocchieri, que l'Académie s'est vue forcée d'approuver depuis.

Nous ne voulons pas rejeter sur l'Académie de Médecine la responsabilité de pareils faits; mais, au nom de la justice, qu'elle facilite la mise à profit des idées utiles, puisque tel est le but de sa fondation. N'en retirerait-elle pas d'ailleurs elle-même d'agréables et honorables témoignages de gratitude, au lieu des malédictions dont l'accablent à la fois les auteurs des bons et des mauvais systèmes, pour avoir vu rejeter leurs idées sans examen sérieux et consciencieux?

THÉORIE

MÉDICALE ET HYGIÉNIQUE.

SECTION PREMIÈRE.

PHYSIOLOGIE.

Γνῶθι σεαυτον.

SOCRATE.

Le premier regard de l'homme, quand il aura contemplé l'ordre général de l'univers, doit se fixer sur lui-même; et avant d'aborder l'étude de son ame, qui est trop difficile pour un début dans la science, il faudra qu'il s'y prépare par l'observation des phénomènes qui se manifestent dans son corps, et, en premier lieu, par l'examen des divers organes qui composent ce corps. On a nommé *anatomie* cette branche de la science.

Comme nous l'avons dit dans le Préambule, nous mettrons de côté les détails qui s'adressent purement à la mémoire, et nous n'entrerons pas dans les labyrinthes de l'*artériologie*, de la *myologie*, de l'*aponévrologie*; ce qui s'accorde d'ailleurs avec notre projet de fondre la chirurgie dans la médecine, ces deux sciences ne différant que par l'*application*, qui est *externe* dans la première et *interne* dans la seconde.

CHAPITRE PREMIER.

ANATOMIE.

Il y a des pertes nerveuses comme il y a des pertes sanguines.

VIDAL DE CASSIS.

Le corps de l'homme se compose de trois sortes d'éléments : *solides*, *liquides*, *fluides*, qui se subdivisent eux-mêmes en *éléments secondaires*.

Parmi les solides, on range les *os*, les *muscles*, les *chairs*.

Nous ferons remarquer, en passant, la nature à la fois *identique* et *diverse* de ces corps. Les chairs un peu solidifiées deviennent *muscles*. Ces muscles solidifiés deviennent *cartilages*, puis *os*; et, comme on peut s'en convaincre en observant le phénomène des cors et durillons, qui se voient aux endroits qui supportent le plus la fatigue, c'est principalement par le frottement que les chairs se solidifient.

Les *liquides* principaux sont : le *chyme*, le *sang*, le *chyle*.

Les *fluides* : le *calorique*, l'*électricité*, le *magnétisme*.

Il y a entre les divers fluides et liquides la même analogie qu'entre les chairs, les muscles et les os, comme nous l'avons expliqué ci-dessus.

Voilà les grandes divisions de l'arbre corporel de l'homme.

Il y a aussi trois *grands centres*, qui se subdivisent en *centres secondaires*; ce sont le *cerveau*, le *cœur*, les *parties génitales*.

Au cerveau se rattachent, comme organes secondaires, les *yeux*, les *oreilles*, etc.; au cœur, les *poumons*, le *foie*, la *rate*, etc.; aux parties génitales, les *reins*, la *vessie*, etc. Il y a en outre plusieurs organes *tertiaires*, comme l'*estomac*, l'*intestin*, etc.

§ 1er. **Cœur.** — Nous commençons par le cœur, parce que c'est le point de départ de la vitalité humaine. C'est seulement à son arrivée au cœur, après avoir subi l'élaboration des organes tertiaires, que le *chyle* devient *sang*, c'est-à-dire fluide animé, si nous pouvons parler ainsi, portant avec lui la vie dans tout le corps, au moyen des *artères*, qui lui servent de véhicule, et revenant, comme on le croit généralement, se revivifier à son foyer primitif par le conduit des *veines*.

Le cœur a pour organe tertiaire l'estomac, qui prépare le chyme en dissolvant les aliments par l'action chimique du *suc pancréatique*.

Le cœur paraît être l'organe, *à la fois*, de la *sensibilité* et de la *volonté*.

§ 2. **Cerveau.** — Le cerveau paraît être l'organe *spécial* de la *volonté*.

De ce centre partent les nerfs et les muscles, qui se répandent dans tout le corps pour y porter l'activité.

Les phrénologistes avaient, à tort, comme l'expérience l'a démontré, attribué au cerveau le monopole des sensations et des passions. Aussi cette théorie, ne reposant point sur le raisonnement et les faits, a-t-elle commis nombre d'erreurs du genre de celle qui a fait prendre par ses partisans *le crâne de Bichat pour celui d'un idiot*. Néanmoins la *phrénologie* a produit quelquefois des résultats frappants.

§ 3. **Reins.** — De nombreuses observations nous font accorder à cet organe une importance qu'on ne lui attribue pas ordinairement.

Nous le croyons le siège *spécial* de la *sensibilité*, et

il nous semble qu'il constitue *principalement* les parties génitales, le membre viril, chez l'homme, et la vulve, chez la femme, n'étant que la portion extérieure. Les lésions subies par cet organe sont aussi souvent mortelles que celles subies par le cœur ou le cerveau. Du reste, nous ne prétendons qu'ouvrir une nouvelle voie à l'étude. Nous fondons notre assertion principalement sur ce que cet organe est le *siége ordinaire* des *vives douleurs* et des *jouissances extrêmes.*

Les reins semblent propager la sensibilité dans tout le corps, à l'aide des *tendons stéareux.*

C'est ici le lieu de faire remarquer l'admirable *unité* et l'inépuisable *multiplicité* des éléments de l'organisation animale. On ne les trouve jamais isolés complètement les uns des autres ; jamais de muscles sans un filet sanguin ; jamais de veines ni d'artères sans un conduit de nature musculaire et tendineuse. Aussi partout, *à la fois*, la sensibilité et l'activité ; partout solidarité entre les reins, le cœur et le cerveau.

Nous dirons maintenant quelques mots sur un organe tertiaire dont on ne nous paraît pas avoir bien défini le but.

La *vésicule du fiel* est un de ceux qui ont été le moins étudiés. Voici le résultat de nos investigations au sujet du liquide qu'elle contient.

Si le suc pancréatique, par son acidité, sert à mettre en contact intime les molécules matérielles des aliments, *par un effet analogue à celui du liquide acidulé dont on se sert dans la pile galvanique*, le fiel, par son amertume, vient augmenter cette action dissolvante, en ébranlant le viscère stomacal aussitôt qu'il est en contact avec lui ; c'est, pour ainsi dire, un effet *magnétique* d'attractions et de répulsions qui se produit alors. Le tabac agit à peu près de même sur la membrane pituitaire.

Le déversement du fiel dans le torrent circulatoire engendre l'ictère, nous croyons en être certain, ayant observé à plusieurs reprises qu'on redonnait au sang sa couleur naturelle par de *légères* évacuations *alvines* et non *stomacales.*

Le chagrin entre pour beaucoup, suivant nous, dans la production du fiel, conjointement avec l'agrégation des molécules de *picromel* contenues dans les aliments.

§ 4. **Fluides.** — Avant de quitter l'anatomie, nous donnerons quelques détails sur les fluides, dont on fait ordinairement abstraction. Leur rôle est pourtant plus important que celui des autres éléments.

Il y a aussi dans les fluides, *à la fois*, unité et diversité. Point de calorique sans magnétisme et électricité, *et vice versâ.*

Le calorique paraît lié *plus étroitement* au sang, l'électricité aux muscles, le magnétisme aux tendons. Autrement dit : le centre du calorique est le cœur, le centre du magnétisme les reins, le centre de l'électricité le cerveau. Néanmoins, nous le répétons, il y a solidarité de phénomènes entre ces divers organes, comme le prouvent les étincelles électriques observées dans l'*hystérie*, et les impressions magnétiques subies et produites par l'organe visuel.

Art. 1er. CALORIQUE. — Le calorique, venons-nous de dire, a pour véhicule le sang, pour centre le cœur.

En effet, d'après le principe de physique *mouvement produit chaleur*, les deux mouvements respiratoires d'*inspiration* et d'*expiration* font de la masse souvent froide du chyme une masse saturée de calorique, lorsqu'elle arrive au cœur à l'état de sang.

Ce liquide dérivant, comme nous l'avons dit plus haut, du cœur, qui est l'organe à la fois de la volonté et de la sensibilité, le calorique, qui provient du cœur, participe à la nature de cet organe, et, comme tel, il est l'agent principal qui transmet à notre être le plaisir ou la douleur.

Nous développerons plus tard cette assertion.

ART. 2. **ÉLECTRICITÉ.** — Ce qui prouve que le cerveau est le siége de l'électricité, c'est sa nature *phosphoreuse* reconnue par tous les chimistes. Or, qui dit électricité, dit lumière; aussi les yeux, organes secondaires dépendants du cerveau, sont-ils les organes où se manifeste la lumière, et le langage poétique est vrai lorsqu'il dit *regard électrique*, puisque certains regards de femmes ou d'hommes extraordinaires font éprouver une commotion.

On connaît les propriétés électriques du cheval d'un certain empereur romain et de plusieurs personnages dont l'histoire fait mention.

ART. 3. **MAGNÉTISME.** — Le magnétisme est le fluide qui nous fait éprouver des mouvements d'attraction ou de répulsion; en d'autres termes, de l'aversion ou de l'amour.

C'est une sorte d'*intuition*.

Lecteur, avez-vous remarqué le mot que nous venons de prononcer? Ce mot peut mener bien loin. En effet, disons ici, par parenthèse, ce que nous développerons plus tard dans les sciences morales : le *magnétisme animal* nous semble avoir raison ; on obtient la science par intuition plutôt et beaucoup mieux qu'en défrichant les interminables bouquins de nos académiciens.

Le génie n'est autre chose que l'*intuition magnétique.*

Nous en avons dit assez, ce nous semble, sur l'anatomie, pour faire voir que cette science n'est pas dans la voie où elle devrait marcher, du moins quant aux fluides, dont elle ne s'occupe point, et qui sont la portion la plus importante de l'organisme humain.

Si nous n'avons pas jeté à la tête de nos lecteurs les grands mots d'*oxigène*, d'*hydrogène*, etc., c'est que nous croyons qu'ils serviraient plutôt à obscurcir l'anatomie qu'à l'éclairer. D'ailleurs, c'est à la *chimie* seule de décomposer les corps.

Nous exposerons dans la *Matière médicale* l'action des diverses substances sur les divers organes.

CHAPITRE DEUXIÈME.

PATHOLOGIE.

> Les maladies ne sont qu'un défaut d'équilibre dans la répartition des liquides et des fluides : les phlegmasies en plus, les paralysies en moins.
>
> DE BONVOULOIR. (*Ouvr. inédit.*)

La partie de la médecine appelée *hygiène* a pour objet d'entretenir entre toutes les parties du corps humain un équilibre salutaire de vitalité. Ainsi, les liquides et les fluides ne doivent point se répartir plus dans une portion de l'économie animale que dans une autre ; chacune doit avoir sa juste part.

Mais cette égalité de répartition étant souvent empêchée par différentes causes morbifiques, le bien-être est détruit, d'abord, dans une portion d'organe ou dans un organe entier, puis enfin dans tout le corps.

Ces différents degrés constituent la *douleur*, la *désorganisation*, la *gangrène*, la *mort*.

§ 1er. **Douleur.** — *La douleur provient d'un afflux excessif de vitalité sur un point de l'organisme.*

Cet afflux est déterminé par le contact brusque des solides, des liquides ou des fluides.

On sait que le contact des solides n'a guère lieu qu'à l'extérieur, si ce n'est dans les absorptions de corps étrangers, parmi lesquels on peut remarquer surtout l'absorption des aiguilles et épingles, qui donne lieu à un singulier phénomène. Ces corps viennent ordinairement se fixer dans les *plexus* musculaires, comme dans des pelottes. Nous citerons le fait suivant, rapporté par un praticien distingué, M. *Richerand*, dans sa *Nosographie Chirurgicale*:

« Une fille chlorotique fut saisie, à l'âge de treize à quatorze ans, de l'appétit le plus bizarre. Elle désirait vivement les épingles, les aiguilles, et les avalait avec avidité. Elle en avait introduit plusieurs centaines, lorsqu'un violent picotement se fit sentir sous l'appendice xyphoïde. Un religieux de la Charité fit une incision et retira une très longue épingle.

» Quelque temps après, les bras et les avant-bras s'en trouvèrent garnis; on les retira de dessous la peau par des incisions multipliées. Elles se portèrent ensuite sur le vagin, qu'elles hérissèrent de leurs pointes. M. *Silvy* en retira vingt-deux de ce canal; mais chaque jour il en paraissait de nouvelles, soit aux cuisses, soit aux jambes, soit dans la vessie, parce que la malade, toujours livrée à son goût dépravé, ne cessait d'en avaler. Enfin, elle mourut à

Grenoble, à l'âge de trente-sept ans, toute contractée et réduite au marasme le plus affreux. M. le docteur *Duvernoy* fut témoin de l'ouverture du corps. On trouva des épingles et des aiguilles dans les organes de la poitrine, dans ceux du ventre, et surtout dans la cuisse. Les muscles, dans ce lieu, en étaient garnis comme des pelottes. »

Jusqu'ici on ne connaît point de remèdes à de si singuliers accidents ; il serait donc inutile que nous revenions plus tard sur ce sujet. Disons de suite que la réflexion et la prudence peuvent seules suggérer les moyens de soulager le malade. Les plus simples sont toujours les meilleurs. D'ailleurs, les inflammations consécutives seraient traitées de la manière que nous indiquerons plus tard.

Mais revenons à nos principes pathologiques, relativement aux liquides et aux fluides :

Il se manifeste un afflux sanguin sur tous les points de l'organisme mis en contact avec des fluides ou des liquides d'une nature contraire à leur propre nature.

Ce principe n'est probablement qu'un corollaire de la grande loi des *mélanges*.

Le courant est déterminé en sens inverse, si les fluides ou les liquides sont de même nature que les liquides et les fluides organiques.

Quelques développements sont ici nécessaires.

Qui n'a remarqué les effets de l'air froid en hiver, sur les mains ou les extrémités quelconques du corps que l'on expose au froid, saturées de calorique ? Evidemment, notre principe reçoit ici son application. Le fluide atmosphérique, dont la nature est rendue contraire (par la privation de calorique) au fluide animé qui parcourt nos membres, détermine un afflux sanguin sur les points dont nous venons de parler.

Cet afflux sanguin et la douleur qui en provient sont en raison directe de la différence de nature entre les fluides en contact.

Celui qui en douterait pourrait s'en convaincre en exposant ses mains à un *refroidissement subit*, en les présentant à la glace après les avoir chauffées.

Les *irritants, rubéfiants, vésicants*, etc., empruntés à la matière médicale, doivent aux mêmes principes la douleur qu'ils causent, en congestionnant sur le point où ils sont appliqués.

Les *rhumatismes* s'expliquent aussi de la même manière ; ce sont des *fuites* irrégulières de calorique.

§ 2. **Désorganisation.** — Que le contact des deux fluides de nature contraire se prolonge, et il y aura désorganisation. Les tissus cutanés ou cellulaires sont détruits par l'irruption soudaine du calorique se précipitant de ces tissus dans le corps en contact, avec plus ou moins de violence, comme un cours d'eau qui mine plus ou moins la digue qui lui est opposée. Ajoutons donc comme corollaire aux théories ci-dessus :

La désorganisation produite dans les tissus cutanés ou cellulaires, par la fuite des fluides, est aussi en raison directe de la différence qui existe entre leurs natures respectives.

Au phénomène morbide des engelures que nous citions tout-à-l'heure, et qui, étant extérieur, est si facile à observer, nous ajouterons ici le phénomène interne de la *pneumomie.*

On a bien des fois *vulgairement* remarqué, sans en déduire aucun principe scientifique, qu'un verre d'eau froide, bu après une course ou un travail quelconque *échauffant*, suffisait pour produire cette terrible maladie.

La science expliquera désormais cet effet d'une manière irrécusable, en démontrant que la rupture du tissu pulmonaire est déterminée par le *refroidissement subit*, c'est-à-dire par la soustraction brusque du calorique de cet organe sursaturé ; ce calorique entraînant avec lui, avec plus ou moins de violence, les liquides et les fluides vitaux, et *produisant conséquemment un ébranlement organique plus ou moins considérable, en raison directe du degré de différence de température entre les corps en contact....*

Il en est de même pour toutes les affections caractérisées par *pléthore* ou afflux sanguin ; pour toutes celles qu'on appelle coups de sang, coups d'*air*. Ce dernier mot désigne parfaitement le *refroidissement subit*.

Dans les paralysies, en même temps qu'une surabondance de vitalité *(pléthore)* se manifeste sur un point, il arrive qu'un autre point se dessèche par le défaut contraire, c'est-à-dire par la privation de sang et de fluide. Ce genre de maladie se produit presque toujours ainsi, et on a vu nombre de fois le cerveau, lésé par un foyer apoplectique, coïncidant avec l'impuissance de mouvement dans les membres inférieurs.

Après des explications qui nous semblent si claires, que vont devenir les *virus*, les *névroses*, et une foule d'autres mots qui ne disent rien à l'intelligence ? Ces stupides doctrines sont d'ailleurs renversées de fond en comble par les observations qu'ont faites mille personnes, et qui démentent la prétendue contagion de certaines maladies, théorie absurde pour la plupart des cas, et à l'aide de laquelle on a troublé tant de ménages. Il est vrai qu'on a calmé, d'autre part, bien des susceptibilités justement fondées, avec le mot pudique et poétique de *fleurs blanches*.

Les faits ci-dessous, empruntés à *John Hunter*, parlent bien haut contre de telles théories :

« Un homme avait une *gonorrhée cordée* très violente, accompagnée de beaucoup d'inflammation et d'un écoulement considérable qui l'incommodait beaucoup pendant la nuit. Il tenait à côté du lit un petit bassin avec du lait, dont il se servait pour rafraîchir les parties et les tenir propres. Il y trempait sa verge lorsque la cordée le tourmentait *(soulagement momentané)*, et répétait ce procédé plusieurs fois pendant la nuit. Tandis qu'il était ainsi incommodé, il faisait venir une jeune fille pour coucher avec lui ; cette fille avait coutume de tenir une écuelle de thé à côté du lit, pour le boire le matin avant de se lever : mais malheureusement elle but un jour le lait à la place du thé ; elle ne s'en aperçut que lorsqu'elle fut levée, environ cinq ou six heures après. On m'appela sur-le-champ, et, pendant cet intervalle, elle fit tous ses efforts pour vomir, mais inutilement. A mon arrivée, je lui ordonnai l'ipécacuanha, qu'il fallut envoyer chercher et qui ne fut pas trop actif dans son opération. Elle vomit ; mais il y avait déjà plus de huit heures qu'elle avait bu le lait et de l'eau, et ce qu'elle rejeta n'était que des glaires, des mucosités ou de l'eau, le lait étant déjà digéré. J'observai avec attention ce qui pourrait lui arriver par la suite, mais il n'en résulta rien de particulier, du moins pendant plusieurs mois que je continuai à y prendre garde. »

« Un homme, ayant des *chancres* qui suppuraient beaucoup, avait pour coutume de les laver avec un linge imbibé de lait, qu'il tenait dans une tasse à thé, et, pour l'ordinaire, il laissait le linge dans le lait. Un petit garçon de la maison vola le lait et le but, mais sans qu'on sût jamais s'il avait avalé le linge ou non.

Cet homme n'en informa point la famille ni l'enfant, mais il le veilla de près, sans qu'on s'en aperçût, pendant quelques années, et il n'en résulta pas la moindre chose qui pût faire soupçonner qu'il eût été affecté, ou localement dans l'estomac, ou constitutionnellement dans la masse des humeurs. »

Il ne faudrait pas néanmoins rejeter entièrement le principe de la contagion vénérienne, ni de quelques autres contagions. La crainte des maladies peut, dans bien des cas, faire éviter bien des excès, *lesquels excès sont la véritable cause du mal*, par l'échauffement du sang et par les *refroidissements subits* auxquels on s'expose dans ces sortes d'occasions. Les animaux n'en sont pas plus exempts que l'espèce humaine; seulement ils y sont moins sujets, parce qu'ils se livrent moins au coït, et que la masturbation est moins fréquente chez eux. Nous ne pouvons, ce nous semble, donner une idée plus juste de la *blénorrhagie* qu'en la qualifiant de *rhume des parties génitales*, rhume qui, par la délicatesse des organes qu'il attaque, peut devenir quelquefois mortel.

§ 3. **Gangrène.** — Continuons l'application de notre nouvelle théorie aux maladies syphilitiques, malheureusement si répandues, que *Voltaire* disait avec raison jusqu'à un certain point: « *Quand deux armées de cinquante mille hommes sont en présence, il y a trente mille vérolés de part et d'autre.* » On ne saurait jeter trop de lumière sur un sujet qui intéresse tant de personnes; une pudeur excessive serait, dans ce cas, bien funeste. C'est l'espoir et l'ambition d'être utile qui nous font aborder cette triste matière.

Dans la syphilis, répéterons-nous, comme dans les

autres phlegmasies, le mal vient de l'échauffement, et du *refroidissement subit* à la suite de cet échauffement. Le virus n'agit guère que comme un surexcitant.

Suivons maintenant la comparaison avec le rhume, que nous avons établie plus haut :

De même qu'un rhume négligé peut passer à l'état de bronchite chronique, de même une simple chaude-pisse peut devenir une affection très grave, par la gangrène qui survient dans les tissus lésés.

Les principes scientifiques relatifs à la gangrène doivent, ce nous semble, se formuler ainsi :

Les tissus lésés par l'écoulement brusque des fluides et des liquides ne se cicatrisent qu'autant que l'impétuosité du courant est arrêtée le plus tôt possible.

Un faible courant en sens contraire du courant primitif est tout-à-fait favorable à cette cicatrisation.

C'est ici le lieu de mentionner une expérience des plus curieuses que nous avons faite pour reconnaître la nature du pus gangréneux.

Ce liquide est le produit du mélange du *sang* et du *mucus*. Voici comme nous en avons acquis la preuve indubitable :

Un sujet (qui n'est autre que moi) avait une molaire cariée, dont il extrayait du sang, à l'aide de la succion, comme le font machinalement tous ceux qui souffrent des dents. Il ne fut pas peu surpris de voir qu'en mêlant ce sang au mucus que l'on extrait de la gorge avec la salive, quand les organes bronchiques sont en bon état, on obtient, au bout de deux jours, un pus assurément identique au pus gangréneux. Il y trompa si bien deux savants docteurs, qu'en leur faisant voir ces expectorations artificielles, ils se dirent tout bas l'un à l'autre: « Notre homme est poitrinaire au dernier degré. » En vain l'auscultation et la percussion proclamaient le contraire.

Le pus est donc le mélange du mucus et du sang.

Nous remarquerons en même temps, ce qui n'est pas moins important, que si l'on a des dents cariées, que même si l'on perd bien souvent un râtelier qu'on rachèterait pour beaucoup d'or, quand on a de l'or, c'est presque exclusivement par cette manie de succion pour extraire du sang des dents, après que le refroidissement subit y a déterminé l'engorgement douloureux.

Ces détails de pathologie suffisent, ce nous semble, pour démontrer clairement les causes et les effets des maladies. On a dû remarquer qu'elles se subdivisaient en deux classes, *phlegmasies* et *paralysies.* Nous n'entrerons pas plus avant dans les détails de la *nosologie.* Qu'il nous suffise de dire que les grandes pléthores des organes supérieurs produisent ordinairement paralysie des membres inférieurs, la vitalité, comme nous l'avons déjà expliqué, abandonnant les derniers pour se reporter sur les premiers. La Thérapeutique achèvera de compléter la démonstration de cette vérité.

CHAPITRE TROISIÈME.

THÉRAPEUTIQUE.

> Les irritations par des irritants, mais appliqués sur des points opposés à ceux où est situé le mal. RAZORI.

La thérapeutique est la vraie science médicale. De tous les temps, elle a été l'objet d'études sérieuses, sinon fructueuses. Triste destinée de l'esprit humain ! Il faut le dire, la thérapeutique a plus perdu que gagné, dans les deux mille années qui se sont écoulées depuis Hippocrate. Ce grand génie l'avait mise dans une bonne voie, qu'elle ne tarda pas à abandonner pour adopter l'aveugle *empirisme.* Le raisonnement a épouvanté les médecins ; ils ont mieux aimé appliquer sans raisonner les plus violents poisons, que de se contenter des remèdes les plus simples appliqués *rationnellement.* L'efficacité de quelques théories ayant été exagérées par leurs auteurs, le mot *rationnalisme*, aujourd'hui, est devenu un épouvantail. On ne veut plus de système (c'est-à-dire d'*ensemble de principes*) ; on veut absolument opérer au hasard, appliquant à droite et à gauche le fer, le feu, le poison, *de la même manière*, sur les tempéraments les plus *contraires.* Il suffit qu'on ait réussi une fois, pour croire qu'on réussira toujours. Et pourtant, après de telles erreurs, c'est à qui criera le plus haut, les uns contre la médecine humorale, les autres contre l'homéopathie. Eh bien ! nous vous dirons, nous, hardiment : Vous faites plus de mal que les humoristes et les homéopathes. Les premiers, Bichat l'a avoué, ont souvent obtenu d'excellents résultats ; les derniers, d'après vous-mêmes, font de la médecine expectante, c'est-à-dire : *ils peuvent laisser mourir, mais au moins ils ne tuent pas.* (Bayle et Gibert, *Dictionnaire de Médecine Usuelle, tome* II, *p.* 86). Vous, au contraire, vous tuez, et souvent en faisant de l'homéopathie *sans le savoir*, puisqu'on vous voit tous les jours *surirriter* des *irritations* par l'application des drogues les plus crispantes.......

Qu'il nous est dur d'être obligé d'employer de tels termes pour faire triompher la vérité ! Mais il le faut, puisqu'on n'examine que devant la justice, *lorsqu'il y a procès;* et le genre humain en est réduit, par ses académiciens, à mourir dans d'effroyables tortures, même à se voir souvent *inhumer vif* (1), en attendant qu'un homme ait, *à la fois*, le génie, le dévoûment, les fonds, le courage, le temps nécessaires pour trouver un système meilleur que la médecine actuelle et pour le lui substituer.

Mais il faut réédifier après avoir détruit. Essayons.

§ 1er. **Equilibre du calorique.** — Il y a bien long-temps qu'il est écrit : *Fluxus ubi stimulus.* Razori a pris ces mots pour la base de la médecine, et Razori a eu raison.

Mais ce que personne n'a encore exprimé scientifiquement, ce nous semble, c'est que :

De tous les stimulants, le plus énergique est *le refroidissement subit.*

Conséquemment c'est lui qui produit le plus d'afflux sanguins, c'est-à-dire le plus de maladies.

D'après ce principe :

Le calorique, en se transportant d'une partie à l'autre dans les corps animés, modifie le cours des liquides et des fluides dans le sens de sa propre marche.

Nous l'avons démontré dans la Pathologie, par les phénomènes des engelures, de la pneumonie, etc.

(1) Voir un grand nombre d'inhumations précipitées, dans le *Dictionnaire de Médecine Usuelle* de Bayle et Gibert. On sait que les plus grands personnages y sont exposés comme le vulgaire ; mais ils ne s'en inquiètent pas davantage !!! Ils continuent de livrer stupidement leur or aux faux savants qui commettent de si incroyables bévues, pour les leur raconter ensuite jovialement.

On y a vu que la fluxion produite par ce stimulant devenait d'abord *douleur*, puis *désorganisation*, puis *gangrène*.

En thérapeutique, il faut ajouter à ces *nouveaux* aphorismes de physiologie médicale :

Le stimulant qui a produit le mal, en déterminant l'afflux sanguin morbide sur un point, peut le guérir en déterminant un reflux *sur les points opposés.*

Ces révulsions doivent, autant que possible, détourner le cours du fluide en sens tout-à-fait inverse de son sens primitif.

On les aide puissamment par des frictions sur le point où l'on veut congestionner. On peut pratiquer ces frictions à l'aide d'une brosse ou de tout autre corps rude et froid.

La réaction doit se produire, dans les grandes congestions, sur toute l'extrémité opposée à celle où se sont manifestées ces congestions.

Dans l'apoplexie, par exemple, phlegmasie ou congestion cérébrale, la révulsion devra être dirigée (*tout en maintenant le malade dans une position conforme à la loi de la gravitation)* sur toutes les parties inférieures : sur l'intestin, par des lavements dérivatifs frais ; sur les membres, par des bains de température moins élevée que celle des tissus, etc.; mais, avant tout, il importe de desserrer le plus possible les vêtements du malade, en les entr'ouvrant au-dessus et au-dessous du nombril. Les bains très chauds, *retirés subitement*, ont aussi une grande puissance de révulsion; mais les sangsues derrière l'oreille, qu'on a l'habitude d'appliquer, produisent, si on les applique tant soit peu haut, un effet contraire à celui qu'il faut produire : un effet analogue à celui d'un coup violent, un second foyer apoplectique, un second épanchement. (*Voir le traitement appliqué à Mgr le D. d'Or.*)

Dans les *paralysies* où il s'agit de détourner une pléthore, *ordinairement*, des membres supérieurs sur les membres inférieurs, on comprend que le traitement devra être tout contraire.

On doit conclure de tout ce qui est dit que la saignée ne serait pas indispensable, mais elle peut devenir un assez bon auxiliaire. Et quand on aura appris ainsi à *congestionner le sang sur un point donné*, on ne fera plus de saignées blanches.

On seconde encore puissamment les révulsions, en établissant sur le point en désorganisation une température un peu plus élevée que celle de l'organe.

Vous comprénez, sans doute, que ce principe sert à établir le courant de calorique en sens contraire, le fluide rentrant par le point de sa sortie primitive.

Trop élevée, cette température constituerait une pléthore défavorable.

C'est uniquement à cet effet émulsif, produit par les températures douces, qu'il faut attribuer les bons effets obtenus quelquefois par des lavements et des bains *chauds*.

On a vu, au chapitre de la Pathologie, que les effets curatifs dont il est parlé plus haut avaient lieu au moyen du refroidissement subit, par suite de la loi d'équilibre du calorique, qui n'est elle-même, comme nous l'avons dit, qu'un corollaire de la grande loi des *mélanges*.

§ 2. **Gravitation.** — *Les effets du refroidissement subit sont puissamment secondés par ceux de la gravitation.*

La gravitation tend à précipiter constamment les

liquides et les fluides animaux des points supérieurs aux points inférieurs.

Conséquemment, elle favorise puissamment les révulsions à opérer dans son sens.

La position entièrement verticale du malade est donc indispensable dans les affections des organes situés au-dessus du diaphragme, *et, au contraire, la position devra être horizontale dans les cas de révulsions à opérer en sens inverse.*

Ainsi, tout le monde comprend que le traitement des *paralysies* sera une révulsion sur les membres inférieurs.

La marche et les secousses de haut en bas favorisent la première révulsion et nuisent à la seconde.

La médecine actuelle, en traitant *au lit*, c'est-à-dire dans la position horizontale, les épanchements au cerveau, fait donc comme quelqu'un *qui pencherait un vase pour que le liquide ne coulât pas.*

C'est ce qui se fait tous les jours dans le monde et dans les hôpitaux.

(*Voir même le traitement appliqué à Mgr le D. d'Or.*)

Nous ne pouvons indiquer ici les moyens d'application de la loi de la gravitation. On pense bien que ces moyens se modifient d'après les circonstances. D'ailleurs, l'avenir peut seul réformer sur ce point nos méthodes *cliniques.* Cependant on doit, autant que possible, faire que le malade reste dans un fauteuil, position qui sera même moins fatigante que celle du lit.

§ 3. **Matière Médicale.** — En voyant opérer certains médicastres, nous nous sommes souvent demandé s'ils avaient réellement dessein de *calmer* un organe malade ou de l'*irriter* par les plus violents poisons (1), et nous nous sommes souvent répondu : *Ils font de l'homéopathie sans s'en douter, tout en décriant ce système.* Lecteur, avouez-nous, si vous êtes médecin, que bon nombre de vos confrères n'ont encore approfondi les propriétés de l'opium que comme le malade imaginaire de Molière ; ils ne lui connaissent encore que la *virtus domitiva.* Mais ne récriminons pas.

Les médicaments sont de deux sortes : *irritants* ou *calmants.*

ART. 1er. **IRRITANTS.** — *Les irritants, vésicants, rubéfiants, etc., sont toutes les substances amères, âcres, piquantes, etc.*

D'où il suit que l'opium, dont nous venons de parler, n'est calmant que lorsqu'on l'emploie comme *dérivatif ;* et pourtant, hélas ! que de *clystères opiacés* dans des coliques convulsives, où l'intestin est grièvement blessé ! ! !

C'est presque du plomb fondu sur une plaie vive, n'était l'émulsion produite par la température douce de ces lavements.

L'effet mécanique même du lavement est très défavorable, en ce qu'il fatigue l'intestin, par les mouvements violents qu'il lui fait exécuter. Aussi les phlegmasies intestinales, bien qu'elles s'attaquent à un organe *tertiaire,* deviennent souvent mortelles par l'effet de traitements aussi irrationnels.

Les irritants facilitent la mise en équilibre des températures.

(1) Voir un cas d'application de l'arsenic sur une plaie temporale. (*Archives de Médecine*, année 1841.) On pense bien que le malade succomba, et en peu d'heures, à un tel traitement, que nous n'osons pas qualifier, par égard pour la bonne foi de l'Esculape en question.

Conséquemment, ils congestionnent sur le point où ils sont appliqués.

Comme les températures contraires, ils ne doivent s'appliquer que pour modifier en sens entièrement inverse, autant que possible, les congestions morbides.

Ces médicaments n'ont pas, pour la plupart du moins, la puissance de révulsion, de dérivation, des températures contraires. Il nous semble qu'il est très peu de cas où ils soient indispensables. Nous les préférerions néanmoins, dans les cas de réaction sur un organe essentiel, sur le cerveau, par exemple, au moyen de l'opium ; d'autant plus que cette réaction n'est directe que sur l'estomac, et que l'organe encéphalique ne reçoit que le contre-coup.

Art. 2. **CALMANTS.** — *Les calmants paraissent être les substances grasses, mucilagineuses, oléagineuses, etc.*

Néanmoins, si nous considérons les vomissements produits par certaines huiles, nous ne nous hâterons pas de leur concéder cette propriété, puisqu'ils ébranlent si violemment un organe qui n'est pas prodigieusement sensible.

La théorie que nous venons d'exposer a, suivant notre profonde conviction, des principes vrais. La simplicité de leur application et leur complète innocuité sont palpables ; on ne pourra, sous aucun prétexte, se dispenser de les mettre à profit ; il y aurait mauvaise foi, évidemment, à nier qu'ils ne soient préférables aux *poisons* employés jusqu'à ce jour. Ceux d'ailleurs qui craindraient les effets d'un froid vif peuvent n'employer que des températures douces. Nous rejetons complètement les immersions, les douches, les lotions et frictions *à la glace*, que les praticiens de l'empirisme ne se font aucun scrupule d'employer journellement, pour ainsi dire sans le savoir; nous nous attendons bien à entendre ces hommes-là blamer nos théories, tout en les appliquant *à l'extrème* et à contre-sens, comme ils ont fait pour l'homéopathie, l'hydrothérapie, la médecine humorale, la saignée. Les *douches* surtout sont l'application la plus irrationnelle du refroidissement subit, puisqu'elles produisent une réaction violente sur l'organe le plus important; réaction tout-à-fait intempestive, étant faite, la plupart du temps, dans des cas où l'on soupçonne que cet organe est surexcité.

Répétons donc sans cesse que ceux qui ne veulent pas de système adoptent, par là même, le plus funeste de tous les systèmes, le système de la routine et du hasard.

SECTION DEUXIEME.

PHARMACOLOGIE.

> J'avais dessein de promulguer une loi qui interdirait aux médecins l'emploi des remèdes héroïques.
>
> NAPOLÉON. *(Mémorial de Sainte-Hélène.)*

Entre la matière médicale que nous venons d'exposer, la pharmacopée, la pharmacologie, etc., il n'y a pas, ce nous semble, une bien grande différence; nous réunirons donc sous ce dernier titre le reste des diverses observations que nous n'avons pas mentionnées.

La pharmacologie, d'après la routine actuelle (***disons franchement le mot***), la pharmacologie est fort difficile à subdiviser rationnellement, à moins de créer des mots nouveaux. Nous préférons donner quelqu'extension à la signification de ceux qui sont ordinairement en usage ; nous désignerons donc comme *narcotiques* toutes les substances réagissant sur le cerveau et les organes supérieurs ; comme *laxatifs*, toutes celles réagissant sur la région abdominale et rénale ; comme *corrosifs*, celles qui agissent immédiatement sur les organes où on les applique.

CHAPITRE PREMIER.

NARCOTIQUES.

La médecine donne ce nom à toutes les substances qui réagissent sur le cerveau et provoquent ordinairement le sommeil. Nous croyons pouvoir l'étendre rationnellement à toutes celles dont l'action se porte sur les organes situés au-dessus du cœur ; car c'est en stimulant ces organes que les narcotiques produisent la somnolence, qui, comme on le sait, n'a pas lieu dans tous les tempéraments ; nous expliquerons cette différence d'effets par la manière dont est préparé l'opium, qui est le narcotique le plus souvent employé. Nécessairement, lorsqu'il est dissous dans des potions trop édulcorées, comme cela a lieu la plupart du temps, son principe amer, auquel il doit à peu près toute son action, ne se fait sentir que plus tard, après qu'il a été séparé, par la chymification stomacale, du sucre avec lequel on l'a mélangé ; c'est qu'au lieu de réagir sur l'estomac, et par contre-coup sur le poumon, il stimule seulement les viscères précordiaux et indirectement le cœur lui-même, qui concentre à la fois, comme nous l'avons vu en Anatomie, la sensibilité et l'activité, c'est-à-dire la vitalité tout entière. De là, cet état de surexcitation qu'on observe souvent lors de l'administration des opiacés.

Nous concevrions difficilement que cette circonstance se présentât dans l'administration de l'opium pur et bien préparé.

Nous ajouterons, pour exposer aussi nettement qu'il nous est possible l'action de ce médicament narcotique, que son effet nous paraît identique à celui qu'on observe dans l'opération du trépan, lorsque l'on comprime les lobes cérébraux. On sait que l'on produit assoupissement d'abord, et que, si l'on continuait la pression, la mort surviendrait; de même les narcotiques font remonter d'abord le sang au cerveau, en stimulant les organes supérieurs; le cerveau dilaté est comprimé contre les os du crâne: de là le sommeil.

D'après le raisonnement que nous venons d'exposer, on doit conclure, ce nous semble, que:

Les narcotiques sont favorables dans toutes les affections des organes inférieurs.

En les combinant avec le refroidissement subit des organes supérieurs, on peut obtenir de puissants effets de révulsion ascendante.

Bien entendu qu'en rendant ainsi hommage aux propriétés des narcotiques, nous ne voulons pas en faire entièrement l'apologie: leurs effets sont trop *occultes*. Nous préférons de beaucoup, pour la plupart des cas, les effets *(appréciables à l'œil)* du refroidissementsubit. Néanmoins nous avons retiré d'excellents résultats de l'emploi des pastilles de Thridace, dans des maladies des organes inférieurs, et nous sommes heureux de pouvoir offrir à l'inventeur le témoignage de notre reconnaissance.

Nous ajouterons encore, pour prouver l'action révulsive *ascendante* des narcotiques, l'exemple de cures de syphilis obtenues par l'ivresse chez un grand nombre d'individus (1). Cependant l'action de l'alcool est tonique plutôt que narcotique ; il réagit plus sur le cœur que sur le cerveau, surtout s'il est mitigé comme dans les liqueurs et dans l'eau-de-vie.

Il est aussi une découverte toute récente, qui a un retentissement immense, la découverte de *l'Ethérisation*. Qu'elle reçoive également notre hommage, et puissions-nous être agréable à M. Jackson, par les quelques mots que nous allons consacrer à exposer les principes relatifs à l'action organique de l'éther !

L'action de ce liquide est analogue à celle de l'alcool et des autres narcotiques ; mais elle est plus complète, c'est-à-dire que la compression dont nous avons parlé plus haut, exercée en dilatant le cerveau et en le refoulant contre les parois du crâne, cette compression soporifique est, disons-nous, plus prompte et plus intense, en raison de l'extrême volatilité de l'éther. Les différences idiosyncrasiques que l'on observe ont lieu dans tous les narcotiques, et il nous semble impossible de les prévenir d'une manière bien fixe ; il y aura toujours un tâtonnement dans l'administration de ces calmants, qui requerra toujours dans le praticien une grande prudence : car on conçoit que, dans les cas de foyers apoplectiques *commençants*, ils pourraient déterminer mort subite.

C'est ici le lieu de dire quelques mots de la léthar-

(1) On sait que les soldats n'emploient guère, pour se guérir, que l'eau-de-vie et la poudre, remède violent, que nous ne saurions conseiller, mais qui ne manque point d'une certaine efficacité, du moins chez quelques sujets robustes.

gie. Il est incroyable qu'un si terrible fléau, qui fait inhumer tant de personnes avant qu'elles ne soient réellement mortes, soit envisagé avec une si coupable insouciance par ceux qui sont chargés d'éclairer et de presser le Gouvernement sur une question si importante ; il est vrai qu'au commencement de cette année on y a songé enfin, et peut-être ceux qui seront inhumés dans vingt ans auront-ils plus de sécurité sur ce point. Quant à nous, nous regardons comme certain que le nombre des morts apparentes est effrayant; la preuve en est dans la quantité des cadavres que l'on retrouve intacts dans les exhumations. On sait d'ailleurs qu'en Allemagne, où il existe des *chambres mortuaires*, on a vu souvent de prétendus morts se réveiller. Les estimables docteurs Bayle et Gibert, auteurs du *Dictionnaire de Médecine Usuelle*, citent quatorze de ces quasi-résurrections dans l'espace de moins de deux siècles. On connaît encore les expériences de Van Grusselbach, qui ont prouvé que le *refroidissement graduel* pouvait produire une léthargie très longue, analogue sans doute à celle que produit l'hiver sur plusieurs espèces d'animaux, notamment sur les chauves-souris.

CHAPITRE DEUXIÈME.

CORROSIFS.

> Les empiriques prétendent maintenant que c'est l'imagination qui guérit les malades, et néanmoins ils ne cessent d'employer tous les jours les poisons les plus violents.
>
> (*Voir ci-dessus*, p. 20.)

Bien que la qualification seule des substances dont nous allons nous occuper fasse comprendre ce que sont presque toutes de violents poisons, elles ne laissent pas d'être employées journellement dans la routine actuelle, qui se glorifie elle-même du nom si vénérable de *médecine*. Quelle imposture ! ....

Parmi les plus malfaisantes de ces drogues, il faut ranger le mercure, que l'on administre sous toutes les formes, et dont les effets sont si justement redoutés.

Le mercure paraît avoir une action à la fois narcotique et corrosive, surtout à l'état de combinaison avec le soufre.

Ses effets narcotiques (suivant le sens que nous avons attribué à ce mot), sa réaction sur le cerveau, sont prouvés par l'enflure de la tête, qu'il détermine dans bien des cas; par la *salivation odontalgique*, par la chute même des dents et des cheveux. C'est cette même propriété narcotique qui l'a fait utiliser comme spécifique antisyphilitique. Nous ne lui contesterons pas cette qualité, mais nous regrettons de voir qu'elle lui soit commune avec nombre d'autres poisons, et nous pensons que si, fort heureusement, le mercure a produit plus de bons effets que de mauvais, ce n'est que grâce à la lenteur de son *narcotisme*, si nous pouvons parler ainsi, car cet agent thérapeutique ne réagit que *graduellement*.

Ses effets corrosifs sont aussi *graduels*, lorsqu'il est employé avec le véhicule de l'axonge, que les praticiens lui ont associé, sans y entendre finesse, sans avoir compris la salutaire influence de cet émulsif dans ce cas particulier.

Un autre corrosif violent, qui, à la vérité, n'est pas employé fort souvent en médecine, mais qui pourtant l'est quelquefois (1), c'est l'arsenic. Nous ne dirons que deux mots de cette dangereuse substance; nous ferons

(1) Voir la note, p. 25.

remarquer seulement à quels sanglants reproches s'exposent les imprudents praticiens qui se risquent à employer de tels poisons sans les connaître, *tout en disant, avec M. Magendie, que c'est l'imagination qui guérit les malades.*

Nous ajouterons que nous avons observé une grande analogie entre les effets de l'arsenic et ceux des champignons vénéneux.

Du reste, le principal avantage qu'on puisse retirer des corrosifs, c'est de les employer comme caustiques. C'est à ce titre que ces médicaments doivent leur véritable succès thérapeutique.

CHAPITRE TROISIÈME.

LAXATIFS.

> La médecine humorale, à part les exagérations où l'on a poussé ce système, a rendu d'éminents services.
>
> BICHAT. *(Recherches sur la vie et la mort.)*

Nous entrons, enfin, dans le domaine de la *véritable* thérapeutique actuelle. Presque tous les bons résultats qu'elle obtient, et, grâce à Dieu, elle en obtient encore de temps à autre, ces bons résultats, disons-nous, elle les doit à peu près exclusivement aux laxatifs, qu'elle emploie sous vingt noms différents, tels que *dépuratifs*, *dérivatifs*, *purgatifs*, *antiphlogistiques, etc.*

Il faut donc reconnaître que, tout en décriant la médecine humorale, l'empirisme doit ses succès au même principe que cette doctrine, mais assurément sans s'en douter le moins du monde; on sait que Bichat l'a avoué assez franchement.

Mais allons plus loin que la routine; demandons-nous comment les laxatifs peuvent produire les cures qu'ils produisent; nous allons encore ici voir triompher les mêmes principes que nous avons posés plus haut *(Thérapeutique)*. En effet, les principes que nous établirons ici ne seront que des corollaires essentiels de ceux déjà émis, et il nous faut nous y référer. Nous ne ferons donc que compléter la démonstration de nos théories précédentes, en formulant les principes relatifs à l'action curative des laxatifs ainsi qu'il suit :

Les cures que l'on obtient à l'aide des laxatifs sont dues au détournement de l'afflux sanguin, ramené sur l'intestin du point où s'était établie une congestion morbide.

C'est toujours l'antique principe : *fluxus ubi stimulus.*

Il faut ajouter :

La stimulation de l'intestin produit, dans tous les cas, une révulsion descendante.

Par suite, elle est nuisible dans toutes les affections de la région rénale-abdominale et des membres et organes inférieurs au diaphragme.

Si ces principes se rapprochent, dans l'application, de la doctrine humorale, tout le monde avouera qu'ils s'éloignent beaucoup de l'absurde explication que les humoristes adaptaient à leur système, en prétendant que leur *vomi-purgatif* éliminait les humeurs.

Ces humeurs ne sont autre chose que les aliments évacués avant que la digestion soit complète, par l'effet de l'accélération des mouvements du tube digestif.

Un reproche plus grave et peut-être mieux mérité, qu'on a fait aux humoristes, c'est d'avoir appliqué la dérivation sur l'intestin, même dans des cas de grave lésion de cet organe. Nous tenons cependant de source certaine que le docteur Signoret a refusé consciencieusement de livrer son médicament, dans un cas d'inflammation des organes subdiaphragmatiques.

En effet, on doit admettre que :

Un purgatif serait infiniment nuisible dans la plupart des phlegmasies de la région rénale et dans toutes celles de l'intestin. (*V. plus loin p.* 47.)

Il ne sera pas non plus inutile d'ajouter quelques mots à ce que nous avons dit de l'homéopathie. Ils viendront assez à propos s'ajouter aux principes que nous venons d'exposer concernant les purgatifs.

C'est, en effet, l'action d'un purgatif du quinquina qui a suggéré son système au docteur Hahnemann. En voyant que ce médicament guérissait dans certains cas la fièvre, qu'il déterminait dans d'autres cas, il a imaginé son fameux aphorisme : *similia similibus.* Il aurait bien mieux fait de proclamer celui-ci, que tous les praticiens reconnaissent actuellement, mais qu'ils n'ont pas encore formulé :

Toute irritation produit accélération locale de la circulation (fièvre).

Partout le quinquina ne guérit une irritation gastrique qu'en la refoulant sur l'intestin.

La théorie de la *contro-stimulation* triomphe donc encore ici ; Hahnemann aurait dû formuler ainsi :

Les irritants calment une irritation, quand on les applique sur un point opposé à cette irritation.

Quant aux dilutions *centilionnièmes,* nous n'en parlerons pas ; c'est de la médecine expectante et un peu charlatanesque.

Puisque nous sommes entré un peu avant dans les dérivatifs, ils nous offrent l'occasion de dire aussi quelques mots d'un système nouveau, qui a des partisans, et qui les mériterait, *appliqué rationnellement :* c'est *l'hydrothérapie.*

L'hydrothérapie rationnelle produirait, en effet, dans toute sa puissance, le *refroidissement subit;* mais il ne faudrait pas, pour cela, qu'on inondât d'eau glaciale un cerveau surexcité, ni qu'on fît frissonner par des *douches* un membre ou un organe lésé, car c'est pratiquer évidemment alors le principe homéopathique.

Du reste, nous ne répéterons pas les raisonnements que nous avons établis plus haut, et qui s'appliquent si naturellement à l'hydrothérapie. *(V. Thérapeutique.)*

CHAPITRE QUATRIÈME.

TOPIQUES.

Les principes qui régissent l'application des topiques ayant été exposés dans la partie de la Thérapeutique intitulée *Matière Médicale*, nous n'y revenons que pour donner quelques détails au sujet des pansements, dont nous n'avons pas parlé, et des bandages, qui nous semblent susceptibles de perfectionnements, en leur faisant subir des modifications rationnelles en rapport avec les nouvelles théories.

Commençons par les bandages.

Il en est un d'un usage presque universel : c'est le *suspensoir.*

Le but du suspensoir est de soutenir les parties génitales, pour que le mouvement imprimé aux testicules par la marche n'y détermine pas une phlegmasie, ou n'augmente pas une phlegmasie déjà existante.

La théorie de *l'équilibre du calorique* lui découvre

un nouvel avantage, qui est de détourner le cours de l'écoulement morbide des *fluides*, en lui opposant une digue; mais, par la même raison, si l'on retire brusquement ce bandage, on accroît l'inflammation par le *refroidissement subit*. C'est ce qui fait que le suspensoir devient souvent nuisible.

Un autre défaut, c'est que la verge ne se trouvant pas soutenue dans une position conforme à la loi de la gravitation, le gland devrait être élevé par une sorte de fourreau, surtout dans la *balanite* aiguë. (Voir les *Pièces justificatives.)*

Quant aux *bandages herniaires*, nous leur appliquons les mêmes observations qu'au suspensoir. Il faut prémunir les malades contre les refroidissements subits. D'ailleurs, les doctrines rationnelles modifieront, dans la suite, entièrement l'emploi de ces bandages, qui ne seront plus indispensables pour la réduction des hernies.

Nous aurions bien d'autres détails à donner sur ce sujet, mais nous devons nous borner à des indications, n'ayant actuellement pour but que de mettre sur la voie des perfectionnements.

Passons aux topiques proprement dits.

Le mercure se présente à nous de nouveau : il est, en effet, souvent employé sur les plaies même non-syphilitiques. Ce n'est pas que nous blâmions entièrement son usage; mais nous voudrions, du moins, qu'on appréciât préalablement ses effets d'une manière plus mathématique.

Les topiques connus sous le nom de *vésicatoires* sont ordinairement bien plus nuisibles qu'utiles, parce qu'on les applique irrationnellement, la plupart du temps, sur la partie malade ou dans ses environs, comme pour l'irriter davantage : sur la poitrine, par exemple, chez les poitrinaires. Le bras même n'est pas assez éloigné pour que les vésicatoires et autres rubéfiants, qu'on y place, puissent réagir salutairement. D'ailleurs, si l'on examine les contours anatomiques des vaisseaux sanguins, on verra qu'il s'opère une révulsion de bas en haut tout-à-fait défavorable.

N'aurions-nous pas le courage aussi de nous élever contre un topique que nous avons vu torturer plusieurs malades, dans une infirmité bien facile à guérir ? Nous voulons parler du *nitrate acide de mercure*, en usage dans la *fistule*. Nous avons obtenu plusieurs cures par le moyen le plus simple, en maintenant sur la lésion une température douce, et en pratiquant le refroidissement subit sur les points environnants et sur tous les points situés *supérieurement*.

SECTION TROISIÈME.

HYGIÈNE.

Principiis obsta; serò medicina paratur,
Cùm mala per longas invaluêre moras.

OVIDE.

Pour procéder méthodiquement dans l'application des règles de l'hygiène, il faut préalablement établir, dans cette branche de la science, des divisions analogues à celles des organes qui peuvent être affectés; et comme l'hygiène consiste à combattre les *prédispositions* maladives plutôt que les maladies, elle doit modifier ses moyens et le lieu de leur application, d'après la situation et la délicatesse plus ou moins grande des sujets soumis à son action.

La division anatomique en trois grands centres

vitaux, que nous avons établie, concorde naturellement avec ce but. Nous y adapterons donc les divisions particulières de l'hygiène.

CHAPITRE PREMIER.

HYGIÈNE DU CERVEAU.

§ 1er. **Cerveau.** — La nature a doublement prémuni le cerveau contre les intempéries de l'atmosphère et les imprudences des ignorants. La chevelure et le crâne présentent deux remparts pour arrêter les effets funestes ; mais il ne faut pas croire cependant que les fluides soient entièrement retenus par cette double barrière, qui ne fait qu'entraver leur marche. En effet, qu'un coup d'air brusque et froid vienne passer sur une tête découverte, il pourrait y déterminer la céphalalgie, ou même l'apoplexie. Ces maladies auront lieu plus fréquemment encore, si l'imprudence dont nous parlons a été commise par une personne qui a l'habitude de se tenir la tête recouverte de coiffures très épaisses, et elles se produiront surtout dans le premier moment où elle se découvrira, parce qu'alors il y aura, comme on le conçoit, refroidissement subit.

Donc il faudra admettre comme principe hygiénique :

Porter la coiffure la plus légère ;

Se découvrir le moins possible dans un lieu ombragé, à la suite d'une course faite à la hâte et quelquefois au soleil.

§ 2. **Yeux.** — Les yeux sont les organes les plus essentiels du cerveau. L'hygiène de cette partie de l'organisation sera courte dans notre ouvrage, car nous ne voulons pas parler de maladies que nous n'avons pas eu l'occasion d'approfondir comme nous l'eussions désiré. Nous différons en cela de bien des écrivains, qui jugent à propos de parler des sujets qui leur sont le plus étrangers.

Nous avons fait néanmoins une observation générale : c'est que la vue ne se perd presque jamais par suite des effets, même les plus violents, produits sur les yeux; ce qui nous ferait croire que les cécités, amblyopies, etc., sont plutôt des *paralysies* que des *phlegmasies*.

Ce serait donc sur cet organe, selon nous, que l'empirisme serait le plus excusable d'employer ses poisons. Nous ne voudrions pourtant point encore l'imiter dans ses opérations oculistiques.

§ 3. **Dents.** — Nous dirons ici quelques mots des dents, dont la carie et la chute occasionnent si souvent de longues et cruelles douleurs, moins fréquemment causées par la *négligence* que par *des soins inintelligents.*

En effet, les dents exigent qu'on les touche le moins possible.

Nous ne connaissons guère de *dentifrice* qui ne soit nuisible, soit par lui-même, soit par la manière dont on l'emploie, c'est-à-dire ordinairement à l'aide de brosses, qui déterminent l'inflammation des gencives, *surtout quand on y produit un refroidissement subit* par des lotions d'eau vive.

Le vulgaire se laisse trop souvent tromper par l'effet d'abord calmant de la brosse. Cet effet s'explique naturellement par le dégorgement momentané qu'elle produit au premier instant, mais qui ne tarde pas à être suivi d'un nouvel engorgement plus douloureux que le premier, en raison de l'impétuosité avec laquelle un nouvel afflux sanguin vient remplacer celui qu'on avait dissipé. D'ailleurs la brosse détermine ordinairement la carie en établissant une fuite de calorique et de sang.

Quant aux gargarismes, nous ne les approuvons que *tièdes*. On peut les aromatiser à volonté avec de l'eau de Cologne ou tout autre parfum employé à faible dose, à cause de leur effet irritant.

Voici d'ailleurs, selon nous, le meilleur moyen de nettoyer et de conserver les dents :

Gargarisme de vin chaud sucré, acidulé avec du jus de citron.

Tous ces gargarismes doivent durer très peu de temps et se faire à l'aide d'une éponge très douce.

Nous ne dirons rien ici de la carie et de l'extraction, dont nous avons parlé dans la Pathologie.

§ 4. **Oreilles.** — Nous avouerions notre incompétence ici, à peu près comme au sujet des yeux, si nous n'avions trouvé le moyen, assurément le plus simple, de guérir un mal d'oreille.

C'est d'abord, si le mal est violent et existant depuis plusieurs jours, un bain général d'eau tempérée, ou bien un simple *bain d'air*; deuxièmement, une injection froide, non pas dans l'oreille malade, mais dans l'oreille opposée.

Nous rapporterons ici un moyen curatif de surdité employé par le docteur de Breyne, médecin de la Grande-Trappe, moyen qui nous paraît extrêmement rationnel :

C'est d'*insuffler dans l'oreille de la fumée de tabac.*

Seulement nous ne le ferions pas, comme ce docteur, en la comprimant dans la bouche pour la refouler dans la trompe d'Eustache. Il nous semble aussi simple de l'insuffler directement par le conduit auditif.

CHAPITRE DEUXIÈME.

HYGIÈNE DU COEUR.

Les tailleurs et les couturières, sans y entendre finesse, ont cuirassé le cœur, par la forme des vêtements, contre les maladies, et il n'en est guère de plus rares que les maladies de cet organe. On ne saurait dire la même chose d'un de ses accessoires, le poumon, dont nous allons parler, sauf à revenir plus tard sur l'hygiène de l'organe principal.

§ 1er. **Poumons.** — Nous accusons ici avec raison la forme du vêtement au sujet de cet organe, parce qu'en effet, avec la désinvolture des modes actuelles, il faut les mille secrets de la nature pour que cet organe ne soit pas plus souvent atteint, surtout chez ces fringantes reines du bal, qui se rendent au salon emmitoufflées dans une riche et chaude mantille, pour venir ensuite exposer au grand air leurs attraits décolletés et dégarnis de tout abri. Qu'elles béniraient l'invention du calorifère, si elles savaient les rhumes gênants et les catarrhes dégoûtants que cet ingénieux appareil leur épargne, en chauffant d'une chaleur égale jusqu'aux galeries, jusqu'aux corridors, jusqu'aux vestibules même de leurs vastes palais! Belles dames, si la reconnaissance peut se faire jour dans vos cœurs, bien trop souvent, hélas! blasés, usés par les plaisirs, permettez-moi, si, par un singulier hasard, vos jolis yeux daignaient fureter dans cette élucubration ardue; permettez-moi, dis-je, de vous inviter ici à encourager les inventions. Si vous les favorisiez, elles vous prodigueraient encore des milliers d'autres miracles d'un prix non moins grand que celui de vos calorifères.

Mais revenons aux poumons.

Voici les principaux moyens de garantir cet organe, ainsi que les organes secondaires et tertiaires qui s'y rattachent :

1° *Garantir la poitrine des refroidissements subits produits, soit en la dégarnissant, soit en prenant des boissons froides, dans un moment où l'on est fort échauffé ;*

2° *Si l'on est prédisposé aux rhumes, il faudra découvrir, en se déshabillant, les parties inférieures avant les parties supérieures.*

Cette dernière précaution est souvent indispensable, quelque futile qu'elle paraisse. On doit comprendre, en effet, qu'en agissant ainsi, les organes inférieurs du corps, qui sont les moins importants, sont saisis les premiers par un *bain d'air froid*, lequel n'a guère moins d'action qu'un bain d'eau ; le contraire arriverait, si on les découvrait les derniers. Néanmoins, comme nous l'expliquerons bientôt, les parties génitales doivent être garanties, autant que possible, de cette exposition au froid.

Combien de personnes, en découvrant ainsi d'abord les membres inférieurs, éviteraient, nous en sommes certains, des bronchites chroniques, des pneumonies et la phthysie pulmonaire elle-même, qui n'est autre chose, bien qu'on en ait dit, qu'une pneumonie passée à l'état chronique ! Qui peut nier, en effet, qu'il n'existe une tumeur au poumon (*tubercule*) dans cette dernière maladie, et que, si on laisse se gangréner cette tumeur, il se forme des *cavernes*, par suite du vide laissé par l'écoulement séreux sur les points en suppuration ?

Quant aux maladies de la rate, du foie, elles proviennent aussi quelquefois du refroidissement subit de ces organes, mais plus souvent des affections morales résultant des passions. *(On sait que la tristesse produit ordinairement l'ictère.)* On peut les combattre par les mêmes moyens que nous venons d'indiquer pour les irritations pulmonaires.

§ 2. **Cœur.** — Les maladies du cœur, comme nous l'avons dit, sont assez rares; mais elles sont si promptement funestes, que c'est surtout à elles qu'on doit appliquer l'hygiène pour les prévenir. Nous ne doutons guère que les apoplexies que l'on a classées sous la dénomination insignifiante de *nerveuses*, ne soient produites par un engorgement de cet organe.

Il ne faut donc jamais dégarnir seule la région du cœur.

Il faut que les autres parties du corps soient saisies préalablement par le refroidissement subit.

C'est ainsi, nous le croyons, qu'on évitera les *endocardites,* les *péricardites*, les *anévrismes, etc.*, à moins qu'une douleur poignante n'en soit la cause; on pourra toujours, du moins, en amortir l'effet.

§ 3. **Estomac.** — Nous rangeons cet organe parmi les organes accessoires du cœur, parce qu'en effet le cœur paraît affecté quand l'estomac est affecté; aussi le vulgaire appelle-t-il *mal de cœur* l'irritation gastrique qui occasionne les nausées.

Il est assez rare que l'estomac soit offensé par les substances qui plaisent au goût, mais il n'en est pas de même du cœur, comme on le voit par l'effet des champignons vénéneux. L'indice de la saveur ne suffit donc point, comme le croient beaucoup de gens, pour distinguer les substances nuisibles. Quant à l'estomac, nous le répétons, cet indice suffit.

Un excellent moyen de prévenir l'évacuation gastrique est donc une boisson qui flatte cet organe ; ce sont le plus souvent les boissons acidulées : aussi les prescrit-on contre le mal de mer.

Mais le meilleur remède que nous connaissions contre les nausées, c'est de contenir, par des ***bâillements*** réitérés, la ***respiration*** lors des mouvements ***expiratoires ;*** nous en avons fait bien des fois l'expérience sur nous-même.

Cette opération est même favorable dans les irritations gastro-intestinales.

Mais nous reconnaissons qu'on ne peut guère en recommander l'application qu'à des hommes de réflexion capables d'observer les effets produits sur eux-mêmes.

Pour les gens du monde, il nous suffira de dire que les gastro-entérites consistent dans l'accélération des mouvements du tube digestif par la stimulation de l'intestin. Nous renvoyons donc les prescriptions qu'on peut leur conseiller au chapitre suivant, paragraphe premier.

CHAPITRE TROISIÈME.

PARTIES GÉNITALES.

§ 1er. **Intestin.** — Nous allons justifier maintenant l'assertion que nous venons d'émettre.

Ce qui prouve la connexité de rapports qui existe entre l'estomac et l'intestin, c'est que l'un est rarement affecté sans l'autre. Néanmoins les rapports de ce dernier avec les parties génitales sont beaucoup plus directs, attendu leur situation subdiaphragmatique.

Presque tous les *émétiques* deviennent *purgatifs*,

si on en continue l'usage, *et vice versâ*, presque tous les purgatifs violents deviennent émétiques. Aussi, les coliques prolongées ont-elles pris le nom de gastro-entérite (*γαστὴρ, estomac; εντέρόν, intestin*).

Le refroidissement subit est encore ici la cause la plus fréquente du mal. Il suffit, en effet, d'exposer à un froid vif et prolongé la région abdominale, pour troubler toutes les fonctions digestives; nous en avons fait bien des fois l'expérience. Les évacuations ont alors lieu par les voies supérieures et par les voies inférieures.

Il est même possible de déterminer une *péritonite* dans le cas d'occlusion du rectum par intumescence de ses parois.

Mais revenons à l'hygiène.

L'hygiène de l'intestin consiste donc, comme celle de tous les autres organes, à se garantir du refroidissement subit; mais il ne s'agit plus actuellement des parties supérieures, ce sont les parties inférieures qu'il faut maintenant préserver.

Le refroidissement subit des parties supérieures sera même favorable dans les cas dont il s'agit.

Mais on comprend que ces dernières ayant beaucoup plus d'importance que les premières, les refroidissements subits que l'on y déterminera ne devront jamais être trop brusques.

Il faudra donc que ceux qui sont prédisposés aux inflammations intestinales quittent d'abord les vêtements qui couvrent la poitrine, et dégarnissent avant tout les bras.

§ 2. **Organes de la génération.** — Nous avons dit, en Anatomie, que l'appareil génital était un des grands centres vitaux.

Il faudra donc éviter avec soin, pour cet organe, les transitions brusques d'une température chaude à une température froide.

De plus, l'intestin étant un de ses organes secondaires, toutes les causes qui déterminent phlegmasie sur ce dernier réagissent, par contre-coup, défavorablement sur l'appareil génital, excepté dans les inflammations qui s'étendent sur tout le tube digestif, comme dans l'action des dépuratifs, du *copahu*, par exemple.

D'où il faudra nécessairement conclure :

Dans les affections des organes de la génération, toute la région subdiaphragmatique doit être préservée du refroidissement subit, qui sera reporté sur la région supérieure.

Malgré les différences des conformations sexuelles, les prescriptions sont les mêmes pour l'homme que pour la femme, la situation de l'organe étant la même ; seulement, on conçoit que, dans la pratique, les mesures hygiéniques divergeront probablement dans quelques points, applicables à l'un, inapplicables à l'autre.

Notre cadre ne nous permet guère de prévoir ces détails.

Nous conseillerons seulement aux dames d'avoir plutôt recours aux moyens déduits de nos principes rationnels qu'à ces dégoûtants et gênants *pessaires* qui n'empêchent point la *chute de la matrice* (*nom impropre par lequel on désigne une simple atonie organique*).

§ 3. **Région anale.**—Nous arrivons à des infirmités des plus immondes, des plus fréquentes, des plus difficiles à guérir, et, fort heureusement aussi, des plus faciles à prévenir.

Il suffit, en effet, pour produire des hémorrhoïdes, que l'on s'asseye sur un siége très froid, sur un de ces bancs de fer, par exemple, dont la munificence administrative a, dans certaines villes, doté toutes les places publiques, *probablement avec sanction des conseils de salubrité ;* vous pouvez en même temps y contracter des *papules anales*, des rhumatismes, etc.... Nous ne saurions donc trop prémunir contre l'usage de ces bancs ; qu'on y étende au moins quelque chose, pour empêcher les refroidissements subits. Nous ne répéterons pas les principes prophylactiques que nous avons posés plus haut contre toutes les affections des organes inférieurs, c'est-à-dire, comme on s'en souvient, que la précaution à employer pour les prévenir est une révulsion de bas en haut, et non plus de haut en bas, comme pour les organes supérieurs.

Voilà tous les détails hygiéniques où nous croyons devoir entrer. Nous ne pouvons que mettre sur la voie, car les circonstances varient à l'infini et les prescriptions devront varier de même. Il faut, pour les indiquer, un esprit rationnel et réfléchi, qui embrasse à la fois toutes les complications des divers tempéraments et des diverses habitudes des sujets.

Nous résumerons, à la fois, en deux mots, la thérapeutique et l'hygiène :

Eviter avec soin, dans les changements de vêtements, le refroidissement subit des parties prédisposées aux phlegmasies, le reporter sur les parties saines, correspondantes et opposées.

C'est au nom de ces principes que nous aurons le cœur de nous élever contre l'usage si funeste de la laine et de la flanelle, méthode très propre à faire germer des maladies et des infirmités chez ceux qui n'en ont pas, en les exposant, lorsqu'ils changent ces vêtements, à éprouver des *refroidissements subits*. De là, chez les riches, tant de *gouttes*, tant de rhumatismes, tant de catarrhes, auxquels, malgré leurs rudes travaux, les gens de la campagne ne sont que rarement sujets. L'observation prouve que si la laine aide puissamment les guérisons, c'est lorsque l'on en use avec la plus grande prudence. Mais il vaut mieux s'en passer dans l'état de santé, parce que mille personnes ne sauraient observer long-temps toutes les précautions qu'il faut prendre.

Elle débilite d'ailleurs singulièrement le corps, et l'empêche de prendre ses développements naturels.

Quelques mots de supplément maintenant, relativement à notre nouvelle théorie en général.

Le triomphe de notre système, puisque système il y a, c'est de concorder parfaitement *(en principe)* avec les meilleurs de ceux qui ont été émis précédemment. Au système de Broussais il emprunte le principe de la *révulsion*, tout en donnant la préférence aux émissions de calorique sur les émissions sanguines ; à celui de Leroy il emprunte, dans certains cas, la dérivation sur l'intestin, mais par des moyens dont l'effet est plus appréciable et infiniment moins violent ; à l'hydrothérapie nous empruntons ses douches, en modifiant rationnellement leur application. Nous ne dédaignerons même pas l'homéopathie, dans certains cas de *phlegmons étendus*, où l'application des irritants sur le centre d'inflammation a quelquefois réussi.

Quant aux dépuratifs, antiphlogistiques, etc., nous proclamerons avec satisfaction que c'est tout ce qu'il y a d'un peu rationnel dans l'ancienne médecine. Nous devons ajouter qu'il ne faudrait pas les isoler complètement du mercure, et assurément leurs partisans l'entendent bien ainsi.

PIÈCES JUSTIFICATIVES.

Expériences et Observations à l'appui des théories précédentes.

Nous déclarons ici tout d'abord que nous sommes prêt à affirmer par serment, en temps et lieu, les faits et résultats que nous allons exposer. Peut-être même les circonstances nous permettront-elles plus tard de citer des témoins dont la compétence et la véracité sont irrécusables. *D'ailleurs tout le monde pourra, dans la suite, reproduire comme nous, instantanément, la maladie et la guérison.* On comprend cependant que l'application de principes si rigoureusement rationnels sera beaucoup plus facile à des hommes d'études exactes, qui se seront bien pénétrés de nos théories.

Engelures produites et guéries presque instantanément.

C'est le fait si vulgaire des engelures, dont nous avons parlé ci-dessus et sur lequel nous ne devons pas craindre d'insister, parce que les phénomènes, se produisant à l'extérieur, sont plus faciles à observer ; c'est ce fait, disons-nous, qui nous révéla la puissance du *refroidissement subit*, d'abord comme cause désorganisatrice, et plus tard comme remède. Nous fûmes frappé d'un prodigieux étonnement, en apercevant une grande loi de la nature, à l'aide de l'expérience si triviale de mains *mises dans les poches* et rapidement lésées par l'exposition à l'air vif, au sortir de cet endroit chaud ; ce qui, du reste, avait été déjà bien des fois vaguement remarqué et vulgairement exprimé.

Nous avons exposé dans la Pathologie, en *langage scientifique*, les principes qui en donnent l'explication, en généralisant pour toutes les phlegmasies internes et externes.

Depuis, nous nous sommes souvent fait un jeu de reproduire et de faire disparaître le phénomène des engelures, et il est bien certainement identique avec celui de la pneumonie et de toutes les phlegmasies.

Cure d'une orchite et d'une varicocèle.

Le principe morbifique était compris, et déjà avait été plusieurs fois combattu avec plein succès. Il nous restait à appliquer en grand le principe curatif sur une phlegmasie bien déterminée; ce que nous fîmes, à l'occasion d'une orchite, sur un sujet atteint de varicocèle dûment constatée.

Nous enveloppâmes assez chaudement le testicule *malade seulement*. Deux ou trois bains d'air et le lit gardé pendant deux jours suffirent pour faire disparaître l'orchite. Nous avons, depuis, maintenu constamment l'équilibre par le *refroidissement subit* de temps à autre du testicule sain, ce qui est très praticable en se levant ou se couchant.

Constipation destructible à volonté.

Depuis plusieurs années, nous étions assujetti à une constipation assez opiniâtre, qui produisait une décomposition ictérique du sang. Nous en sommes devenu maître absolu au moyen de *bains d'air* locaux sur la région abdominale. On ne pourrait raconter ici, sans devenir trivial, le moyen trop simple employé pour arriver à ce but.

Nous pourrions citer vingt autres expériences, mais celles ci-dessus nous paraissent suffisantes. Nous ajouterons seulement que les douleurs calmées momentanément au moyen de la nouvelle découverte d'*inhalation de l'éther*, sont calmées aussi complètement et d'une manière plus stable à l'aide de nos principes, et, si l'éther *facilite* les opérations, notre méthode les *prévient* presque toujours.

Nous ajouterons aussi qu'au moyen d'un simple morceau de flanelle chauffée, nous avons dissipé instantanément les coliques gastro-entériques les plus violentes, traitées long-temps infructueusement par les moyens empiriques.

CITATIONS EXTRAITES DES THÉORIES CI-DESSUS.

Le mot système, d'après son étymologie (συν, *ensemble*, et ἱστάναι, *placer*), signifie ensemble de principes. Celui qui n'a pas de système n'a donc pas de science.

(*V. le Préambule.*)

La saignée du bras ne peut avoir l'effet révulsif *de haut en bas* ; les contours des vaisseaux sanguins le démontrent.

(*V.* p. 23, 38.)

La médecine humorale produit d'excellents effets, quand il s'agit de dériver sur l'intestin ; mais on peut les produire d'une manière bien plus simple, plus naturelle et plus avantageuse, par l'application intelligente des lois de la physique. (*V.* p. 33, 34.)

Nous dirons à ceux qui nient la possibilité du progrès : La torture judiciaire a disparu, la torture médicale disparaîtra aussi, avec les poisons, le fer, le feu, qu'elle emploie d'une manière si barbare. (*V.* p. 20.)

Il s'agit de faire de la médecine une *science exacte*, procédant, comme la géométrie, par principes, corollaires et démonstrations. (*V. le Préambule.*)

La parfaite innocuité du nouveau système exige impérieusement qu'on fasse des expériences pour recueillir les bons résultats que l'auteur affirme avoir obtenus.

(*V. les Pièces Justificatives.*)

Le progrès n'est pas plus impossible en médecine que dans les autres sciences (*V. le Préambule.*)

Les homéopathes peuvent laisser mourir, mais ils ne tuent pas. (Bayle et Gibert, *Dict. de Méd. Us.*)

L'hygiène se résume ainsi :

Eviter avec soin, dans les changements de vêtements, le refroidissement subit des parties prédisposées aux phlegmasies ; le reporter sur les parties saines, correspondantes et opposées. (*V.* p. 48.)

ROUEN. — IMPRIMERIE DE D. BRIÈRE, RUE SAINT-LO, N° 7.

BIBLIOTHEQUE NATIONALE DE FRANCE
3 7531 04113534 5

www.ingramcontent.com/pod-product-compliance
Ingram Content Group UK Ltd.
Pitfield, Milton Keynes, MK11 3LW, UK
UKHW020213200726
13856UKWH00004B/1359